Esther Nguper Dansoho
Bartholomew Terfa Dansoho

DESNUTRIÇÃO EM MULHERES GRÁVIDAS VIH-POSITIVAS EM TARKA LGA, ESTADO DE BENUE

Esther Nguper Dansoho
Bartholomew Terfa Dansoho

DESNUTRIÇÃO EM MULHERES GRÁVIDAS VIH-POSITIVAS EM TARKA LGA, ESTADO DE BENUE

ScienciaScripts

Imprint
Any brand names and product names mentioned in this book are subject to trademark, brand or patent protection and are trademarks or registered trademarks of their respective holders. The use of brand names, product names, common names, trade names, product descriptions etc. even without a particular marking in this work is in no way to be construed to mean that such names may be regarded as unrestricted in respect of trademark and brand protection legislation and could thus be used by anyone.

Cover image: www.ingimage.com

This book is a translation from the original published under ISBN 978-620-7-80973-8.

Publisher:
Sciencia Scripts
is a trademark of
Dodo Books Indian Ocean Ltd. and OmniScriptum S.R.L publishing group

120 High Road, East Finchley, London, N2 9ED, United Kingdom
Str. Armeneasca 28/1, office 1, Chisinau MD-2012, Republic of Moldova, Europe
Printed at: see last page
ISBN: 978-620-7-86689-2

Dedicação

Dedico este trabalho ao Divino Criador.

Agradecimentos

A realização deste trabalho de investigação não teria sido possível sem o apoio e o encorajamento de muitas pessoas. Gostaria de aproveitar esta oportunidade para expressar a minha sincera gratidão a cada uma delas. Em primeiro lugar, gostaria de expressar a minha mais profunda gratidão a Deus pelo Seu amor sem limites, graça, força e providência, que têm sido o elixir da minha vida. A Tua presença inabalável tem sido a minha fonte de inspiração e resiliência ao longo desta jornada. De facto, nada é impossível para Ti e estou eternamente grata pela orientação e pelas bênçãos que me concedeste. Obrigada, Jesus, por estares ao meu lado em cada passo do caminho e pelos inúmeros milagres e momentos de graça que tornaram possível esta conquista.

A título pessoal, estamos profundamente gratos aos membros da nossa família pelo seu apoio e encorajamento inabaláveis. Aos nossos pais, Chaver, Atsen Joseph e Rhoda Chaver. Agradecemos também ao CLCP Jonathan Gilima Dansoho, antigo comandante, e à sua falecida mãe, Tervenda Beatrice Dansoho. Aos meus irmãos, Sewuese, Mgbekengeer, Iember, Ternenge e Aondosoo, a vossa confiança em mim tem sido uma fonte constante de motivação.

Por último, aos nossos filhos, Hadiza, Chimamanda e Camala. Obrigada pelo vosso amor, paciência e sacrifícios sem fim. O vosso amor, paciência e compreensão têm sido a minha âncora ao longo desta jornada. A vossa fé em mim fez-me continuar, mesmo nos momentos mais difíceis. Esta tese é tão vossa como minha. Obrigado a todos por terem feito parte desta viagem.

Índice

Resumo

Este estudo, Avaliação do risco de subnutrição entre mulheres grávidas seropositivas que frequentam hospitais seleccionados na área do governo local de Tarka, no Estado de Benue, investiga o risco de subnutrição entre mulheres grávidas seropositivas na área especificada. Os objectivos são investigar a prevalência da subnutrição, examinar os factores alimentares que contribuem para a subnutrição, avaliar os efeitos nos resultados da saúde materna e identificar os desafios enfrentados por estas mulheres. Baseada no quadro dos Determinantes Sociais da Saúde (DSS) e no Modelo Biopsicossocial, esta investigação utiliza uma abordagem quantitativa através de um método de inquérito. Os resultados indicam que o acesso limitado a alimentos nutritivos é um fator significativo, afectando 69,8% dos inquiridos. Além disso, 74,6% dos participantes salientam o papel essencial da educação na orientação nutricional e na sensibilização para práticas alimentares correctas, com 68,2% a concordar com a necessidade de programas educativos específicos. Uma maioria de 73,0% reconhece que a malnutrição afecta negativamente os resultados de saúde, aumentando o risco de resultados maternos adversos e exacerbando as complicações de saúde, tal como concordado por 71,4% dos inquiridos. Os desafios identificados incluem o estigma, reconhecido por 79,3% dos participantes como um fator que contribui para a desnutrição, e as barreiras socioeconómicas, assinaladas por 73,0%. O estudo conclui que as mulheres grávidas seropositivas em Tarka LGA enfrentam desafios nutricionais significativos devido ao acesso limitado a alimentos nutritivos, ao estigma e às barreiras socioeconómicas. O estudo recomenda, entre outras coisas, que sejam implementados programas direccionados para melhorar o acesso a alimentos nutritivos, iniciativas educativas sobre hábitos alimentares adequados, esforços de redução do estigma e reforço dos sistemas de apoio através do envolvimento da comunidade.

CAPÍTULO UM

INTRODUÇÃO

1.1 Contexto do estudo

O VIH/SIDA continua a representar um encargo significativo para a saúde mundial, estimando-se em 38 milhões o número de pessoas que vivem com o VIH em todo o mundo. A África Subsariana continua a ser o epicentro da pandemia de VIH/SIDA, sendo responsável por cerca de dois terços de todas as pessoas que vivem com VIH a nível mundial (ONUSIDA, 2021). Além disso, a região suporta o peso das novas infecções pelo VIH e das mortes relacionadas com a SIDA, sendo as mulheres e as crianças desproporcionadamente afectadas (ONUSIDA, 2021). Factores como a desigualdade de género, o acesso limitado aos serviços de saúde e as disparidades socioeconómicas contribuem para a maior vulnerabilidade das mulheres e crianças ao VIH/SIDA nesta região.

Por outro lado, a malnutrição, que engloba tanto a subnutrição como a sobrenutrição, é um problema generalizado em todo o mundo, afectando os indivíduos ao longo da vida. Nos países de baixo e médio rendimento, a subnutrição é uma das principais causas de morbilidade e mortalidade, sobretudo entre as crianças com menos de cinco anos e as mulheres grávidas. Apesar dos progressos registados nos últimos anos na redução das taxas de subnutrição, milhões de pessoas continuam a sofrer as suas consequências, incluindo um crescimento atrofiado, deficiências de micronutrientes e uma função imunitária comprometida (UNICEF, 2021).

A relação entre o VIH/SIDA e a malnutrição é bidirecional e complexa. Por um lado, a desnutrição enfraquece o sistema imunitário e agrava a progressão da infeção pelo VIH para SIDA, levando a um aumento das taxas de morbilidade e mortalidade entre os indivíduos afectados (Ivers et al., 2015). Os indivíduos malnutridos que vivem com VIH/SIDA são mais susceptíveis a infecções oportunistas e têm piores resultados de tratamento do que os seus homólogos bem nutridos. Por outro lado, o próprio VIH/SIDA contribui para a desnutrição através de vários mecanismos, incluindo a redução da ingestão de alimentos devido a sintomas como a perda de apetite, perturbações gastrointestinais e alterações metabólicas.

Os efeitos sinérgicos do VIH/SIDA e da malnutrição colocam desafios significativos aos esforços de saúde pública destinados a melhorar os resultados em matéria de saúde, sobretudo em contextos de recursos limitados. As mulheres grávidas que vivem com o VIH/SIDA são particularmente vulneráveis, uma vez que a malnutrição durante a gravidez aumenta o risco de resultados adversos para a saúde materna e infantil, incluindo o baixo peso à nascença, o nascimento prematuro e a mortalidade materna. Para fazer face à natureza interligada do VIH/SIDA e da desnutrição, são necessárias abordagens integradas que englobem intervenções no domínio do VIH/SIDA sensíveis à nutrição e vice-versa.

A paisagem epidemiológica do Estado de Benue, na Nigéria, caracteriza-se por desafios significativos, particularmente no domínio da prevalência do VIH/SIDA e da sua intersecção com a desnutrição. Compreender o contexto epidemiológico local é crucial para desenvolver estratégias eficazes de combate a estes problemas de saúde. Este debate irá aprofundar a situação atual no Estado de Benue, citando fontes actualizadas relevantes para proporcionar uma compreensão abrangente dos desafios enfrentados e das estratégias necessárias para os enfrentar.

O Estado de Benue, situado na zona geopolítica do Centro-Norte da Nigéria, debate-se há muitos anos com uma elevada incidência de VIH/SIDA. De acordo com o Inquérito sobre Indicadores e Impacto do VIH/SIDA na Nigéria (NAIIS), realizado em 2018, a prevalência do VIH/SIDA no Estado de Benue é de 4,9%, superior à média nacional de 1,4% (NAIIS, 2018). Isto indica um desafio de saúde pública significativo que requer atenção urgente e intervenções direccionadas.

No Estado de Benue, a Área de Governo Local (LGA) de Tarka foi identificada como uma das áreas que enfrentam desafios consideráveis no combate ao VIH/SIDA. Factores como a pobreza, o acesso limitado aos serviços de saúde, as crenças culturais e os comportamentos de alto risco contribuem para a maior prevalência da doença nesta região (Aja, Eze, Iheukwumere & Azua, 2020). Além disso, o estigma e a discriminação contra as pessoas que vivem com VIH/SIDA agravam ainda mais a situação, dificultando os esforços para prestar cuidados abrangentes e serviços de apoio.

A resolução do complexo cenário de saúde colocado pela intersecção entre o VIH/SIDA e a malnutrição no Estado de Benue e em Tarka, em particular, exige intervenções específicas e estratégias de avaliação dos riscos. Estas intervenções devem centrar-se na melhoria do acesso a alimentos nutritivos, na melhoria dos serviços de saúde, na promoção de mudanças de comportamento e na redução do estigma e da discriminação. Os esforços de colaboração que envolvem agências governamentais, organizações não governamentais, prestadores de cuidados de saúde, líderes comunitários e indivíduos que vivem com o VIH/SIDA são essenciais para a implementação de soluções sustentáveis.

A gravidez em mulheres que vivem com VIH/SIDA representa um desafio multifacetado que exige uma abordagem abrangente para garantir resultados óptimos em termos de saúde materna e neonatal. Este estudo explora os desafios únicos enfrentados pelas mulheres grávidas seropositivas para o VIH/SIDA, incluindo o aumento das necessidades nutricionais, o comprometimento da função imunitária e o risco de transmissão vertical para o feto. Além disso, examinará a forma como a malnutrição durante a gravidez complica ainda mais a gestão do VIH/SIDA e contribui para resultados maternos e neonatais adversos.

A gravidez aumenta inerentemente as exigências nutricionais do corpo da mulher para apoiar o crescimento e o desenvolvimento do feto. No entanto, para as mulheres que vivem com o

VIH/SIDA, estas necessidades nutricionais são acrescidas devido ao impacto da doença no metabolismo, na absorção dos nutrientes e na função imunitária (Kaiser Family Foundation, 2020). O VIH/SIDA pode levar à desnutrição, causando sintomas gastrointestinais, reduzindo a ingestão de alimentos e prejudicando a utilização dos nutrientes, exacerbando assim o risco de complicações maternas e fetais (Villamor & Fawzi, 2005).

A desnutrição durante a gravidez complica ainda mais a gestão do VIH/SIDA e agrava o risco de resultados maternos e neonatais adversos. A ingestão inadequada de nutrientes essenciais, como vitaminas, minerais e proteínas, pode comprometer a saúde materna, aumentar a probabilidade de morbidade e mortalidade materna e prejudicar o crescimento e o desenvolvimento fetal (Black et al., 2013). Além disso, a desnutrição pode interferir com a eficácia da TARV e aumentar o risco de resistência viral, levando ao fracasso do tratamento e à progressão da doença tanto na mãe como na criança.

A desnutrição entre as mulheres grávidas seropositivas ao VIH/SIDA é uma questão complexa influenciada por vários factores, incluindo determinantes biológicos, sociais, económicos e ambientais, que exigem uma compreensão para identificar indivíduos de alto risco e adaptar as intervenções em conformidade (Anema et al., 2019). A avaliação de risco permite que os prestadores de cuidados de saúde avaliem factores como a insegurança alimentar, o acesso aos cuidados de saúde e o estatuto socioeconómico para identificar as mulheres grávidas em risco acrescido.

Intervenções específicas, como programas de apoio nutricional, podem abordar factores de risco modificáveis, como a pobreza e a insegurança alimentar, beneficiando as mulheres grávidas que vivem com VIH/SIDA. Além disso, a identificação da prevalência e dos factores determinantes da desnutrição entre esta população informa os decisores políticos para que possam dar prioridade a intervenções eficazes, especialmente em áreas mal servidas como a Área do Governo Local de Tarka (LGA), onde a investigação é escassa (Bukusuba et al., 2020).

Apesar da importância reconhecida de abordar a desnutrição entre as mulheres grávidas seropositivas ao VIH/SIDA, há pouca investigação centrada especificamente nesta população na zona geográfica de Tarka.

A lacuna de investigação relativa ao estado nutricional das mulheres grávidas seropositivas para o VIH/SIDA em Tarka LGA sublinha a importância de realizar investigações orientadas para abordar os desafios únicos enfrentados por esta população vulnerável. Ao realizar uma avaliação de risco rigorosa para fornecer informações orientadas por dados sobre o estado nutricional e os factores de risco associados entre as mulheres grávidas seropositivas ao VIH/SIDA que frequentam hospitais seleccionados na área, este estudo visa gerar provas localmente relevantes para informar intervenções específicas do contexto e melhorar os resultados da saúde materna e infantil na região.

2.1 Descrição do problema

A malnutrição representa um risco significativo para a saúde e o bem-estar das mulheres grávidas seropositivas ao VIH/SIDA, agravando os desafios já enfrentados devido à sua condição. Na zona governamental local de Tarka, no Estado de Benue, na Nigéria, é necessário proceder a uma avaliação exaustiva dos riscos para compreender a prevalência e os factores que contribuem para a subnutrição nesta população vulnerável. Identificar e colmatar as lacunas nos conhecimentos relativos à prevalência, aos factores determinantes e às consequências da subnutrição nesta população é essencial para informar intervenções específicas e melhorar os resultados em termos de saúde materna e infantil. Por conseguinte, este estudo visa colmatar esta lacuna através da realização de uma avaliação do risco de desnutrição entre as mulheres grávidas seropositivas ao VIH/SIDA que frequentam hospitais seleccionados na área governamental local de Tarka, no Estado de Benue.

1.3 Objetivo do estudo

O objetivo deste estudo é realizar uma avaliação do risco de subnutrição entre as mulheres grávidas seropositivas ao VIH/SIDA que frequentam hospitais seleccionados na área governamental local de Tarka, no Estado de Benue. O estudo tem como objectivos:

1. Investigar a prevalência da subnutrição entre as mulheres grávidas seropositivas para o VIH/SIDA na área governamental local de Tarka.
2. Examinar os factores alimentares que contribuem para a subnutrição das mulheres grávidas infectadas pelo VIH/SIDA em Tarka LGA.
3. Avaliar os efeitos da subnutrição nos resultados da saúde materna entre as mulheres grávidas seropositivas ao VIH/SIDA em Tarka LGA.
4. Descobrir os desafios enfrentados pelas mulheres grávidas seropositivas para o VIH/SIDA em Tarka LGA.

1.4. Questões de investigação

O estudo é orientado pelas seguintes questões de investigação.

1. Qual é a prevalência da subnutrição entre as mulheres grávidas seropositivas para o VIH/SIDA na área governamental local de Tarka?
2. Quais são os factores alimentares que contribuem para a subnutrição das mulheres grávidas seropositivas ao VIH/SIDA em Tarka LGA?

3. Como é que a desnutrição afecta os resultados de saúde materna entre as mulheres grávidas seropositivas ao VIH/SIDA?

4. Quais são os desafios enfrentados pelas mulheres grávidas seropositivas ao VIH/SIDA no acesso a uma nutrição adequada em Tarka LGA?

1.5 Importância do estudo

A importância do estudo reside nos seguintes parâmetros.

Este estudo contribui para a nossa compreensão da prevalência da subnutrição entre as mulheres grávidas seropositivas ao VIH/SIDA na área governamental local de Tarka. Contribui para o conjunto de conhecimentos sobre a intersecção da desnutrição e do VIH/SIDA durante a gravidez.

Ao examinar os factores alimentares que contribuem para a desnutrição nesta população específica, o estudo fornece dados empíricos que podem servir de base a intervenções e políticas de cuidados de saúde destinadas a melhorar os resultados da saúde materna e infantil em contextos semelhantes.

O estudo pode fornecer informações sobre os mecanismos através dos quais a desnutrição afecta os resultados da saúde materna entre as mulheres grávidas seropositivas ao VIH/SIDA. Isto pode contribuir para os quadros teóricos da nutrição, da saúde pública e da medicina materno-fetal.

A metodologia utilizada neste estudo, como os métodos de recolha de dados e as análises estatísticas, pode servir de modelo para futuras investigações em contextos semelhantes. Pode também realçar a importância das abordagens interdisciplinares na resolução de problemas de saúde complexos.

Os resultados deste estudo podem informar os prestadores de cuidados de saúde e os decisores políticos sobre os desafios específicos enfrentados pelas mulheres grávidas seropositivas ao VIH/SIDA no acesso a uma nutrição adequada. Isto pode levar ao desenvolvimento de intervenções e programas direccionados para melhorar o apoio nutricional e os serviços de saúde para esta população vulnerável.

A resolução do problema da subnutrição nas mulheres grávidas seropositivas ao VIH/SIDA pode ter implicações sociais mais vastas, reduzindo potencialmente as taxas de mortalidade materna e infantil, melhorando os resultados globais em termos de saúde e contribuindo para os objectivos de desenvolvimento sustentável relacionados com a equidade na saúde e a justiça social.

Este estudo também pode ter implicações para as organizações internacionais, organizações não governamentais (ONG) e agências doadoras envolvidas em iniciativas de saúde pública que visam a saúde materna e infantil, a prevenção do VIH/SIDA e programas de nutrição. Pode ajudar a definir prioridades em termos de recursos e intervenções para responder às necessidades específicas desta população marginalizada.

1.7 Âmbito do estudo

O âmbito do estudo envolve o enfoque na desnutrição entre as mulheres grávidas seropositivas ao VIH/SIDA na Área do Governo Local de Tarka. Especificamente, o estudo centra-se na prevalência da subnutrição, nos factores alimentares que contribuem para a subnutrição, nos efeitos da subnutrição nos resultados da saúde materna e nos desafios enfrentados pelas mulheres grávidas seropositivas ao VIH/SIDA no acesso a uma nutrição adequada.

1.8 Definição operacional dos termos

Definições operacionais para os termos-chave do estudo:

1. ***Desafios:*** Os desafios são obstáculos, dificuldades ou barreiras encontradas pelas mulheres grávidas seropositivas ao VIH/SIDA no acesso a uma nutrição adequada. Estes podem incluir factores estruturais, socioeconómicos, culturais ou sistémicos que impedem o acesso a alimentos nutritivos, serviços de saúde ou recursos de apoio durante a gravidez.

2. ***Factores alimentares:*** Os factores alimentares englobam vários componentes da dieta de uma pessoa que podem influenciar o estado nutricional e os resultados em termos de saúde. Incluem os tipos de alimentos consumidos, o teor em macronutrientes e micronutrientes, a frequência e o horário das refeições, a diversidade alimentar, os métodos de preparação dos alimentos e os factores culturais ou socioeconómicos que influenciam as escolhas alimentares.

3. ***Mulheres grávidas seropositivas:*** As mulheres grávidas seropositivas são definidas como mulheres a quem foi diagnosticada a infeção pelo VIH (vírus da imunodeficiência humana) ou a SIDA (síndrome da imunodeficiência adquirida) durante a gravidez. Isto inclui as mulheres que têm conhecimento do seu estado de VIH antes da gravidez, bem como as que são diagnosticadas recentemente durante os cuidados pré-natais.

4. ***Desnutrição:*** Para efeitos deste estudo, a desnutrição refere-se a uma condição caracterizada por uma ingestão inadequada de nutrientes essenciais, resultando em deficiências, desequilíbrios ou excessos que afectam negativamente os resultados em termos de saúde. A malnutrição pode manifestar-se sob a forma de subnutrição (incluindo atraso de crescimento, emaciação ou peso a menos), deficiências de micronutrientes ou excesso de peso/obesidade.

5. ***Resultados em termos de saúde materna:*** Os resultados da saúde materna referem-se ao estado de saúde física, mental e reprodutiva das mulheres grávidas e das mães durante e

após a gravidez. Incluem-se os resultados relacionados com as complicações da gravidez, o parto, a recuperação pós-parto, a morbilidade e a mortalidade maternas.

6. ***Área da administração local de Tarka (LGA): A Área de Governo Local de*** Tarka refere-se a uma região administrativa específica do Estado de Benue, na Nigéria, tipicamente caracterizada por uma estrutura de governo local distinta. Neste estudo, a LGA de Tarka é a localização geográfica onde terão lugar a recolha de dados e as actividades de investigação.

CAPÍTULO DOIS

REVISÃO DA LITERATURA

2.1 Introdução

Este capítulo aprofunda a exploração e análise de vários elementos cruciais para a compreensão do contexto deste estudo. A revisão abrange as seguintes áreas fundamentais: quadro teórico, quadro concetual, estudos empíricos e resumo. Através desta análise, a investigação pretende situar-se numa base intelectual sólida e numa paisagem empírica.

2.2 Quadro teórico/concetual/estudos empíricos

Esta investigação examina os fundamentos teóricos que informam o estudo. Isto envolve a análise de modelos teóricos, quadros e paradigmas existentes relevantes para a intersecção da desnutrição, VIH/SIDA e gravidez. É construída uma estrutura concetual adaptada ao contexto específico da investigação. É efectuada uma análise crítica de estudos empíricos relevantes que investigaram tópicos semelhantes ou relacionados em contextos semelhantes. O resumo reúne os resultados das revisões teóricas, conceptuais e empíricas numa narrativa coesa.

2.2.1 Quadro teórico

A investigação examina os fundamentos teóricos que informam o estudo. Isto envolve o escrutínio de modelos teóricos, quadros e paradigmas existentes relevantes para a intersecção da desnutrição, VIH/SIDA e gravidez. Determinantes Sociais da Saúde (DSS) e Modelo Biopsicossocial. Ao sintetizar e criticar estas teorias, a investigação visa estabelecer uma lente concetual através da qual se possa compreender a complexa interação dos factores que contribuem para o risco de desnutrição entre as mulheres grávidas que vivem com o VIH/SIDA na área alvo.

2.2.1.1 Determinantes sociais da saúde (DSS)

Os Determinantes Sociais da Saúde (DSS) são as condições em que as pessoas nascem, crescem, vivem, trabalham e envelhecem, afectando os seus resultados em termos de saúde. Incluem factores sociais, económicos e ambientais. O estatuto socioeconómico (SES) é um determinante fundamental, com impacto na saúde através de factores como o acesso aos cuidados de saúde e à educação. A educação também influencia a literacia e os comportamentos em matéria de saúde. O ambiente físico, incluindo a habitação e a poluição, afecta diretamente a saúde. As redes de apoio social desempenham um papel crucial, protegendo contra o stress e promovendo o bem-estar (Braveman & Gottlieb, 2014).

2.2.1.2 O modelo biopsicossocial (BPS)

O Modelo Biopsicossocial (BPS) oferece uma abordagem holística da saúde, considerando factores biológicos, psicológicos e sociais. Desenvolvido por George L. Engel, desafia o modelo biomédico ao reconhecer a complexa interação destes factores na saúde e na doença.

Os factores biológicos incluem a genética e a fisiologia, que influenciam a suscetibilidade às doenças e as respostas aos tratamentos. Os factores psicológicos, como o stress e a resiliência, têm impacto nos comportamentos e nos resultados em matéria de saúde. Os determinantes sociais, como o estatuto socioeconómico e as influências culturais, contribuem para as disparidades na saúde (Braveman & Gottlieb, 2014).

2.2.2 Quadro concetual

O quadro concetual fornece uma abordagem estruturada para compreender o risco de subnutrição entre as mulheres grávidas seropositivas. Organiza conceitos-chave como o estatuto socioeconómico, o acesso aos cuidados de saúde, os hábitos alimentares e as práticas de gestão da doença. Os tópicos incluem a epidemiologia, as considerações nutricionais, os factores de risco, a relação entre o VIH/SIDA e a malnutrição, os factores alimentares, os resultados em termos de saúde materna, as intervenções e os desafios no acesso a uma nutrição adequada. Esta estrutura serve como um projeto para examinar de forma abrangente a dinâmica multifacetada da desnutrição nesta população vulnerável.

2.2.2.1 Malnutrição entre mulheres grávidas seropositivas ao VIH/SIDA

A desnutrição, seja por subnutrição ou por sobrenutrição, é marcada por desequilíbrios de nutrientes, especialmente no que respeita aos macronutrientes e aos micronutrientes. Entre as mulheres grávidas seropositivas para o VIH/SIDA, a subnutrição é uma preocupação significativa, conduzindo frequentemente a atrasos de crescimento, emaciação ou peso insuficiente, o que representa um risco para a saúde materna e infantil. Em contextos de recursos limitados, as taxas de subnutrição neste grupo podem atingir os 40% (Grobler et al., 2021).

2.2.2.2 Epidemiologia da subnutrição nas mulheres grávidas seropositivas ao VIH/SIDA

A desnutrição entre as mulheres grávidas seropositivas ao VIH/SIDA é uma questão premente, especialmente nos países de baixo e médio rendimento (LMIC). Na África Subsariana, onde a prevalência do VIH/SIDA é elevada, os factores socioeconómicos e o acesso limitado aos cuidados de saúde contribuem para taxas de desnutrição significativas. Existem desafios semelhantes no Sudeste Asiático e em partes da América Latina, com uma prevalência variável consoante os contextos regionais.

Existem disparidades nas taxas de subnutrição entre os grupos socioeconómicos, os contextos urbano-rurais e os grupos etários. As comunidades marginalizadas, como as minorias étnicas e os habitantes dos bairros de lata urbanos, enfrentam maiores riscos de subnutrição devido às desigualdades socioeconómicas e ao acesso limitado aos cuidados de saúde. As mulheres grávidas adolescentes que vivem com o VIH/SIDA podem também enfrentar desafios únicos, incluindo cuidados pré-natais e apoio nutricional inadequados.

2.2.2.3 Considerações nutricionais para mulheres grávidas seropositivas ao VIH/SIDA

As mulheres grávidas seropositivas para o VIH/SIDA têm necessidades e desafios nutricionais únicos devido ao vírus, à terapia antirretroviral (TARV) e às alterações relacionadas com a gravidez. A manutenção de uma nutrição adequada é vital para a saúde materna, para a prevenção da transmissão vertical e para o desenvolvimento fetal. No entanto, o VIH/SIDA pode perturbar a absorção de nutrientes, o metabolismo e a função imunitária, aumentando a suscetibilidade à desnutrição e às deficiências (Fawzi et al., 2019).

Além disso, as mulheres grávidas seropositivas podem enfrentar problemas como náuseas e vómitos, que afectam a ingestão alimentar. A TAR pode afetar ainda mais o metabolismo e a absorção dos nutrientes, sublinhando a necessidade de intervenções nutricionais adaptadas. As recomendações incluem o aumento da ingestão de energia e de nutrientes, com ênfase nos alimentos ricos em nutrientes, e a suplementação com micronutrientes essenciais.

2.2.2.4 A relação entre o VIH/SIDA e a subnutrição durante a gravidez

A desnutrição durante a gravidez em mulheres que vivem com VIH/SIDA é uma questão complexa influenciada por mecanismos biológicos, disfunção imunitária e aumento das necessidades nutricionais. A terapia antirretroviral afecta o metabolismo dos nutrientes, necessitando de intervenções nutricionais adaptadas para otimizar os resultados. A abordagem da disfunção imunitária e a redução das infecções oportunistas são componentes cruciais dos cuidados nutricionais abrangentes para esta população.

A desnutrição durante a gravidez nas mulheres que vivem com VIH/SIDA é uma questão multifacetada influenciada por mecanismos biológicos, disfunção do sistema imunitário e aumento das necessidades nutricionais. A compreensão da complexa relação entre o VIH/SIDA e a desnutrição é crucial para a conceção de intervenções eficazes destinadas a melhorar os resultados em termos de saúde materna e infantil nesta população vulnerável.

2.2.2.5 Resultados de saúde materna associados à desnutrição em mulheres grávidas seropositivas ao VIH/SIDA

A subnutrição das mulheres grávidas seropositivas ao VIH/SIDA está associada a complicações maternas com graves implicações para a saúde materna e fetal. Uma ingestão inadequada de nutrientes aumenta o risco de complicações como a anemia, a pré-eclâmpsia e a diabetes gestacional, conduzindo a taxas de morbilidade e mortalidade mais elevadas.

Além disso, a malnutrição agrava os efeitos imunossupressores do VIH/SIDA, aumentando a suscetibilidade a infecções como a tuberculose e a pneumonia. A malnutrição materna contribui para resultados adversos na gravidez, como o nascimento prematuro e o baixo peso à nascença, que estão associados a taxas mais elevadas de morbilidade e mortalidade neonatal (Rollins et al., 2020).

2.2.2.6 Intervenções para prevenir e gerir a malnutrição em mulheres grávidas com VIH/SIDA

O aconselhamento e a educação nutricional são vitais para prevenir e gerir a desnutrição entre as mulheres grávidas seropositivas ao VIH/SIDA. As sessões de aconselhamento oferecem orientação sobre práticas alimentares saudáveis, diversidade alimentar e a importância de uma ingestão adequada de nutrientes durante a gravidez. A educação sobre segurança e higiene alimentar reduz o risco de doenças de origem alimentar.

O aconselhamento personalizado aborda as preferências individuais, as crenças culturais e as barreiras ao acesso a alimentos nutritivos. As sessões, conduzidas por provedores treinados, podem ser baseadas em grupos ou individualizadas para obter o máximo impacto. Os programas de suplementação alimentar fornecem apoio adicional, oferecendo alimentos fortificados ou suplementos direccionados para nutrientes críticos como o ferro e o ácido fólico.

2.2.2.7 Desafios e barreiras aos cuidados nutricionais para mulheres grávidas com VIH/SIDA

O estigma relacionado com o VIH/SIDA apresenta obstáculos formidáveis aos cuidados nutricionais das mulheres grávidas que vivem com o vírus, levando-as a evitar os serviços de saúde e ao isolamento social. A discriminação nos contextos dos cuidados de saúde complica ainda mais a situação, dificultando a comunicação e a colaboração efectivas entre os doentes e os prestadores de cuidados (Young et al., 2018). Para promover a inclusão e a aceitação, são essenciais estratégias abrangentes que envolvam a educação e a sensibilização.

A insegurança alimentar representa um desafio significativo, impulsionado por factores socioeconómicos e exacerbado por flutuações nos preços dos alimentos e pela instabilidade ambiental (Smith et al., 2019; Ivers & Cullen, 2020). As mulheres grávidas podem dar prioridade à terapia antirretroviral em detrimento da nutrição, agravando a insegurança alimentar e a desnutrição. São necessárias abordagens holísticas para tratar as causas subjacentes e quebrar o ciclo da pobreza e da malnutrição.

2.2.3 Estudos empíricos

Esta secção analisa criticamente estudos empíricos relevantes que investigaram tópicos semelhantes ou relacionados em contextos semelhantes. Ao sintetizar os resultados da investigação existente, o nosso objetivo é identificar lacunas, inconsistências e áreas a explorar na literatura. Esta síntese de evidências empíricas ajuda a validar a importância e a relevância do nosso estudo, ao mesmo tempo que fornece informações que podem informar a nossa metodologia de investigação, análise de dados e interpretação dos resultados.

Okonkwo et al. (2021) realizaram um estudo em Enugu, na Nigéria, que avaliou o estado nutricional e a ingestão alimentar de mulheres grávidas seropositivas. Verificaram que a ingestão alimentar era significativamente inadequada e que as disparidades socioeconómicas contribuíam para o risco de desnutrição. O estudo recomendou intervenções nutricionais específicas e a integração de serviços nutricionais nos cuidados pré-natais de rotina.

Ogundele et al. (2023) examinaram o estado nutricional e os factores determinantes da subnutrição entre as mulheres grávidas seropositivas nas comunidades rurais do Estado de Ogun, na Nigéria. Verificaram que as elevadas taxas de subnutrição estavam associadas a factores socioeconómicos e recomendaram intervenções multissectoriais adaptadas aos contextos rurais.

2.3 Resumo

Esta revisão abrangente visa estabelecer uma base sólida para o nosso estudo, contextualizando-o no âmbito da discussão académica mais alargada sobre o risco de desnutrição entre as mulheres grávidas seropositivas. Através da fusão de enquadramentos teóricos, perspectivas conceptuais e resultados empíricos, pretendemos melhorar a compreensão desta questão crítica de saúde pública e facilitar o desenvolvimento de intervenções e políticas baseadas em evidências para mitigar o risco de desnutrição neste grupo vulnerável.

O nosso estudo integra as percepções das revisões teóricas, conceptuais e empíricas numa narrativa unificada, sintetizando as principais conclusões para oferecer uma visão holística do atual panorama de conhecimentos sobre o risco de desnutrição entre as mulheres grávidas seropositivas. Esta síntese não só orienta os nossos próprios esforços de investigação, como também identifica áreas em que o nosso estudo pode fornecer perspectivas inovadoras ou colmatar lacunas existentes na literatura.

Através desta abordagem unificada, o nosso estudo procura posicionar-se dentro de um quadro intelectual e empírico robusto, estabelecendo uma base sólida para os nossos objectivos de investigação e contribuindo para uma compreensão mais profunda dos desafios multifacetados enfrentados pelas mulheres grávidas seropositivas relativamente ao risco de malnutrição.

CAPÍTULO TRÊS

METODOLOGIA

3.1 Introdução

Este capítulo apresenta os meandros da conceção da investigação, a área de estudo escolhida, a população-alvo, a seleção da amostra e as técnicas utilizadas, os instrumentos utilizados para a recolha de dados, garantindo a validação e a fiabilidade desses instrumentos, a metodologia adoptada para a recolha de dados e a abordagem analítica utilizada.

3.2 Conceção da investigação

Dada a natureza do estudo, uma abordagem de investigação quantitativa é adequada para avaliar o risco de subnutrição entre as mulheres grávidas com VIH/SIDA. Isto implicaria a recolha de dados numéricos para analisar a prevalência e os factores associados à subnutrição. Uma abordagem de investigação quantitativa envolve a recolha e análise de dados numéricos para responder a questões de investigação ou testar hipóteses. Esta abordagem baseia-se em métodos estatísticos para analisar os dados e tirar conclusões (Creswell & Creswell, 2017).

A escolha da conceção depende da questão de investigação e do nível de controlo que o investigador tem sobre as variáveis. São utilizadas várias metodologias na investigação quantitativa, incluindo inquéritos, experiências e estudos de observação. Os inquéritos permitem aos investigadores recolher dados sobre a avaliação do risco de subnutrição entre as mulheres grávidas com VIH/SIDA e dados demográficos em grande escala (Hair et al., 2021).

3.3 Área de estudo

A Área de Governo Local de Tarka, profundamente enraizada na história do povo Tiv, orgulha-se de ter um cenário agrícola vibrante e uma influência política significativa na

Nigéria (TCSDA, 2023). Fundada em 8 de dezembro de 1996, recebeu o nome do estimado nacionalista nigeriano, o falecido Chefe (Dr.) Joseph Sarwuan Tarka, e desde então tem atraído diversos grupos étnicos, atraídos principalmente por oportunidades de comércio e de serviço público (Tersoo & Akaagerger, 2018).

Lar do povo Mbakor de ascendência Tiv, a paisagem de Tarka apresenta terras baixas com vegetação de savana da Guiné, propícias ao cultivo de raízes e cereais (Akiga, 2019). Sediada em Wannune, a área serve de nexo para as áreas de governo local vizinhas no Estado de Benue, cobrindo aproximadamente 377,679 quilómetros quadrados e albergando uma população de 79 280 residentes a partir de 2006 (Governo do Estado de Benue, 2020).

Tarka tem um clima tropical marcado por estações chuvosas e secas distintas, com temperaturas que variam entre 23°C e 30°C durante a maior parte do ano. A sua composição étnica é diversificada, englobando não só Tiv mas também Hausa, Fulani, Igbo e outros grupos (TCSDA, 2023). A agricultura predomina como principal atividade económica, com a maioria da população a residir nas zonas rurais e a dedicar-se à agricultura.

O padrão de povoamento em Tarka tem evoluído ao longo do tempo, passando de povoações compostas ou aldeias para aldeias dispersas para acomodar a expansão agrícola (TCSDA, 2023). Apesar do seu rico património cultural e do seu potencial agrícola, a zona enfrenta desafios em termos de infra-estruturas, educação, cuidados de saúde e segurança. No entanto, os esforços concertados do governo e das organizações não governamentais visam resolver estas questões e melhorar o bem-estar dos residentes de Tarka.

3.4 População do estudo

A principal população de interesse inclui as mulheres grávidas que vivem com o VIH/SIDA. Este grupo enfrenta desafios únicos relacionados tanto com o VIH/SIDA como com a gravidez, o que pode aumentar a sua vulnerabilidade à malnutrição. Quatro hospitais são seleccionados propositadamente para o estudo com base no distrito e no estatuto de propriedade.

A Área de Governo Local (LGA) de Tarka está dividida em dois distritos principais: Mbachouhgul e Mbalahan. Os estabelecimentos de saúde nestes distritos são de propriedade pública e privada. Para garantir a representação da amostra de cada categoria em ambos os distritos, foram seleccionados dois hospitais de cada um: um público e um privado. Todos os hospitais são 33

Em Mbachouhgul, os hospitais seleccionados são o General Hospital Wannune, Mbakyaa Coincil Ward NKST Primary Health Care, Usombo, Mbanyagber Council Ward. Em Mbalahan, as instalações de saúde seleccionadas são os Cuidados de Saúde Primários, Tiortyu, Shitile Council Wrad, e ST Christopher's Clinic, Wannune, Ikyoyia Council Ward. Os hospitais públicos consistem no Hospital Geral de Wannune e nos Cuidados de Saúde Primários de Tiortyu, enquanto os hospitais privados incluem os Cuidados de Saúde Primários NKST, Usombo, e a Clínica ST Christopher's, Wannune.

Com base nos registos médicos disponíveis dos hospitais na lista de clínicas pré-natais, eis a repartição das mulheres grávidas seropositivas que frequentaram os cuidados pré-natais nas respectivas unidades de saúde: General Hospital, Wannune - 21 casos; NKST Primary Health Care, Usombo - 7 casos; Primary Health Care, Tiortyu - 11 casos; e ST Christopher's Clinic, Wannune - 27 casos. Isto totaliza 66 casos.

3.5 Amostragem e técnicas de amostragem

A investigação utilizou as técnicas de amostragem intencional para selecionar as quatro unidades de saúde sob investigação. Estas incluem o Hospital Geral de Wannune, os Cuidados de Saúde Primários NKST, os Cuidados de Saúde Primários, Tiortyu, e a Clínica

ST Christopher's, Wannune. A amostragem estratificada é utilizada para estratificar os hospitais por distritos e tipo de propriedade.

A amostra para este estudo consiste em mulheres grávidas seropositivas que frequentam clínicas pré-natais em hospitais seleccionados na Área do Governo Local de Tarka. Dada a dimensão relativamente pequena da população, foi adoptada uma abordagem de censo para investigar todas as mulheres grávidas seropositivas para o VIH/SIDA nos hospitais seleccionados. O número total de mulheres grávidas seropositivas identificadas através desta abordagem de recenseamento é 66.

3.6 Instrumento de recolha de dados

Podem ser concebidos questionários personalizados para recolher informações demográficas, antecedentes médicos, hábitos alimentares, acesso a serviços de saúde e estatuto socioeconómico. Serão incluídas questões específicas relacionadas com os factores de risco de subnutrição entre as mulheres grávidas infectadas pelo VIH/SIDA, tais como a insegurança alimentar, a diversidade alimentar, a adesão à terapêutica antirretroviral e o conhecimento das necessidades nutricionais durante a gravidez.

A utilização de um questionário estruturado é um método comum e eficaz de recolha de dados quantitativos em estudos de investigação. O questionário incluiria itens de resposta fechada e de escala de Likert para recolher informações sobre vários factores relacionados com o risco de subnutrição entre as mulheres grávidas com VIH/SIDA, incluindo hábitos alimentares, estatuto socioeconómico, acesso a cuidados de saúde e adesão ao tratamento do VIH/SIDA.

3.7 Validação e fiabilidade do instrumento

Garantir a validade e a fiabilidade do instrumento utilizado para avaliar o risco de subnutrição entre as mulheres grávidas infectadas pelo VIH/SIDA é crucial para obter dados exactos e significativos. A validade do conteúdo refere-se à medida em que o instrumento cobre adequadamente todos os aspectos relevantes do risco de subnutrição entre as mulheres grávidas com VIH/SIDA. Para estabelecer a validade do conteúdo, o questionário seria revisto por peritos na área da nutrição, VIH/SIDA e saúde materna.

Testar o questionário com uma pequena amostra da população-alvo também pode ajudar a identificar quaisquer itens ambíguos ou irrelevantes. A consistência interna avalia o grau de correlação entre os diferentes itens do questionário, indicando em que medida medem a mesma construção subjacente. O coeficiente alfa de Cronbach é normalmente utilizado para medir a coerência interna, sendo os valores superiores a 0,70 considerados aceitáveis.

3.8 Método de recolha de dados

A investigação quantitativa envolve frequentemente a recolha de dados através de inquéritos estruturados, experiências ou observações. Os inquéritos podem ser administrados pessoalmente, por telefone ou em linha e podem incluir perguntas fechadas com opções de resposta predefinidas. Este estudo utiliza o método de investigação por inquérito para recolher dados.

3.9 Método de análise de dados

A análise de dados quantitativos envolve a utilização de técnicas estatísticas para analisar dados numéricos. Os métodos habitualmente utilizados incluem a estatística descritiva. A análise estatística deve incluir estatísticas descritivas para resumir as características da população em estudo e a prevalência da subnutrição. As estatísticas descritivas são utilizadas para resumir as principais características dos dados. Isto pode incluir o cálculo de medidas como a média, a mediana, a moda, o desvio padrão e as distribuições de frequência para as variáveis de interesse. A análise descritiva ajuda a compreender as características básicas do conjunto de dados e a identificar quaisquer padrões ou tendências.

CAPÍTULO QUATRO

APRESENTAÇÃO DOS RESULTADOS E DEBATE

4.1 Introdução

Este capítulo apresenta os dados e discute as conclusões obtidas a partir de um inquérito de recenseamento realizado sobre a avaliação do risco de subnutrição entre mulheres grávidas seropositivas para o VIH/SIDA em hospitais seleccionados na Área Governamental Local de Tarka, no Estado de Benue. Foi identificado um total de 66 mulheres grávidas com VIH/SIDA através desta abordagem de recenseamento, o que reflecte uma taxa de resposta louvável de 95,4 por cento. Destas, foram devolvidas 64 cópias preenchidas do questionário, que constituíram a base da nossa análise. Embora tenha havido dificuldades em recuperar os restantes 4,6% das cópias do questionário, a análise baseia-se no conjunto abrangente de dados recolhidos a partir dos inquéritos devolvidos.

4.2 Apresentação da análise de dados

Os dados são apresentados e analisados com base nas respostas recolhidas durante a investigação sobre a avaliação do risco de subnutrição entre as mulheres grávidas seropositivas ao VIH/SIDA em hospitais designados na Área do Governo Local de Tarka, no Estado de Benue. Começa com uma visão geral do perfil demográfico dos inquiridos, passando depois a um exame exaustivo das respostas recolhidas de mulheres grávidas seropositivas ao VIH/SIDA nos hospitais especificados na Área Governamental Local de Tarka.

Secção A: Características demográficas dos inquiridos

Quadro 4.1.1

Demografia dos inquiridos

Característica demográfica	Resposta	Frequência	Percentagem
Género	Masculino	0	0
	Feminino	63	100
	Outros	0	0
	Total	63	100
Estado civil	Individual	4	6.3
	Casado	55	87.3
	Divorciado	4	6.3
	Total	63	100
Distribuição etária	<18	4	6.3
	18-24	10	15.9
	25-34	22	32.3
	35-44	15	23.8
	45-54	12	19.0
	55-64	0	0
	>65	0	0
	Total	63	100
Ocupação	Estudante	4	6.3
	Agricultura	13	20.6
	Comércio	8	12.7
	Ensino	6	9.5
	Enfermagem	3	4.8
	Outros	5	7.9
	Total	63	100
Nível de ensino	Ensino secundário ou inferior	8	12.7
	Faculdade ou Voc	8	12.7
	Licenciatura	6	9.5
	Pós-graduação	0	0
	Total	63	100
Classe social	Classe baixa	16	25.4
	Classe média	8	12.7
	Classe alta	5	7.9
	Rendimento elevado ou afluente	3	4.8
	Total	**63**	**100**

Fonte: *Inquérito de campo, 2024*

A Tabela 4.1.1 acima apresenta os resultados sobre a demografia dos inquiridos. A investigação sobre a avaliação do risco de desnutrição entre as mulheres grávidas seropositivas para o VIH/SIDA na Área de Governo Local de Tarka do Estado de Benue revela um perfil demográfico abrangente dos inquiridos.

O estudo envolveu exclusivamente participantes do sexo feminino, com 63 inquiridos (100%) a identificarem-se como mulheres. Este foco específico no género é indicativo do objetivo da investigação de compreender os desafios nutricionais únicos enfrentados pelas mulheres grávidas seropositivas ao VIH/SIDA.

Uma maioria significativa dos inquiridos era casada, representando 55 indivíduos (87,3%). Este facto sugere que a maioria dos participantes tinha provavelmente estruturas de apoio familiar, que poderiam desempenhar um papel no seu estado nutricional. Os inquiridos solteiros e divorciados estavam igualmente representados, constituindo cada um deles 4 participantes (6,3%), o que demonstra que o risco de desnutrição é também uma preocupação para aqueles que podem não ter apoio do cônjuge.

A distribuição etária dos inquiridos foi bastante variada, sendo os maiores grupos os de 25-34 anos (32,3%) e os de mais de 35-44 anos (23,8%). Isto indica que as mulheres grávidas mais velhas, que podem ter diferentes necessidades nutricionais e desafios de saúde, estavam bem representadas no estudo.

Em termos de ocupação, as inquiridas eram diversas, sendo a agricultura a ocupação mais comum, com 20,6%. Isto pode refletir as actividades económicas locais e também sugerir que, apesar de estarem envolvidas na produção de alimentos, estas mulheres ainda estão em risco de subnutrição. O comércio e o ensino foram as ocupações mais comuns que se seguiram, indicando uma variedade de estatutos socioeconómicos entre as participantes.

Os níveis de educação variaram, com a maior percentagem de inquiridos a ter concluído o ensino secundário ou menos (12,7%) e uma percentagem igual a ter algum tipo de formação universitária ou profissional (12,7%). A ausência de inquiridos com formação pós-graduada pode refletir as oportunidades educativas mais amplas disponíveis para as mulheres da região.

Secção B: Malnutrição entre mulheres grávidas seropositivas ao VIH/SIDA na área do governo local de Tarka

Secção 1: Prevalência da subnutrição

Quadro 4.1.2

Prevalência da subnutrição entre mulheres grávidas seropositivas em Tarka LGA como uma preocupação significativa

Resposta	Frequência	Percentagem
1 - Discordo totalmente	7	11.1
2 - Não concordo	10	15.9
3 - Neutro	12	19.0
4 - Concordo	20	31.7
5 - Concordo totalmente	14	22.2
Total	**63**	**100.0**

Fonte: *Inquérito de campo, 2024*

Os dados do quadro 4.1.2 da investigação sobre a avaliação do risco de subnutrição entre as mulheres grávidas seropositivas ao VIH/SIDA em Tarka LGA, Estado de Benue, apresentam um espetro de opiniões sobre a prevalência da subnutrição como uma preocupação significativa: Uma pequena fração, 7 dos 63 inquiridos (11,1%), não considera que a desnutrição entre as mulheres grávidas seropositivas para o VIH/SIDA na área seja uma preocupação significativa. Isto pode indicar uma falta de consciencialização ou percepções diferentes do que constitui a malnutrição.

Mais uma vez, 10 inquiridos (15,9%) discordam da afirmação, o que sugere que, embora reconheçam a desnutrição como um problema, não a consideram uma preocupação significativa no contexto das grávidas seropositivas ao VIH/SIDA. Verifica-se também que 12 participantes (19,0%) permanecem neutros. A posição deste grupo pode resultar de incerteza ou de informação insuficiente para formar uma opinião definitiva sobre o assunto.

O maior grupo, 20 inquiridos (31,7%), concorda que a subnutrição é uma preocupação significativa para as mulheres grávidas seropositivas ao VIH/SIDA. Esta concordância sublinha o reconhecimento da malnutrição como um problema de saúde crítico que pode ter impacto na saúde materna e infantil. Um número considerável de inquiridos, 14 (22,2%), concorda plenamente com a afirmação, sublinhando a urgência e a importância de abordar a desnutrição nesta população vulnerável.

De um modo geral, a maioria dos inquiridos (54 em 63, ou 54,0%) concorda ou concorda fortemente que a malnutrição é uma preocupação significativa entre as mulheres grávidas seropositivas para o VIH/SIDA na LGA de Tarka. Este consenso realça a necessidade de intervenções nutricionais direccionadas e de sistemas de apoio para abordar os riscos associados à malnutrição neste grupo demográfico. Os dados reflectem o apelo da comunidade à ação, reconhecendo a desnutrição como uma questão premente que requer atenção e recursos imediatos para garantir a saúde e o bem-estar tanto das mães como dos seus futuros filhos.

Quadro 4.1.3

A desnutrição como problema comum entre as mulheres grávidas seropositivas ao VIH/SIDA em Tarka LGA

Resposta	Frequência	Percentagem
1 - Discordo totalmente	5	7.9
2 - Não concordo	8	12.7
3 - Neutro	10	15.9
4 - Concordo	25	39.7
5 - Concordo totalmente	15	23.8
Total	**63**	**100.0**

Fonte: *Inquérito de campo, 2024*

Os dados da Tabela 4.1.3 fornecem uma visão matizada das percepções relativas à malnutrição como um problema comum entre as mulheres grávidas seropositivas ao VIH/SIDA em Tarka LGA, Estado de Benue: Uma minoria dos inquiridos, 5 em 63 (7,9%), discorda totalmente da noção de que a malnutrição é um problema comum. Isto pode refletir a crença de que a subnutrição não é prevalente ou está a ser gerida de forma eficaz nesta população específica.

Os resultados também mostram que 8 inquiridos (12,7%) discordam da afirmação, o que sugere que podem considerar que a subnutrição é menos generalizada ou menos grave no grupo-alvo. Além disso, 10 participantes (15,9%) têm uma posição neutra, o que indica uma falta de provas definitivas para influenciar a sua opinião ou uma visão equilibrada da prevalência e do impacto da questão da subnutrição.

A maioria, 25 inquiridos (39,7%), concorda que a malnutrição é um problema comum, reconhecendo a sua presença e o seu potencial impacto nas mulheres grávidas seropositivas ao VIH/SIDA. Esta concordância aponta para o reconhecimento da malnutrição como um problema de saúde significativo que merece atenção.

Um número substancial, 15 inquiridos (23,8%), concorda plenamente, sublinhando a natureza crítica da subnutrição como um problema generalizado neste grupo demográfico. No total, 40 dos 63 inquiridos (63,5%) concordam ou concordam fortemente que a malnutrição é um problema comum, o que revela uma preocupação predominante na comunidade

Quadro 4.1.4

A prevalência da malnutrição em Tarka LGA afecta uma grande proporção de mulheres grávidas seropositivas

Resposta	**Frequência**	**Percentagem**
1 - Discordo totalmente	6	9.5
2 - Não concordo	9	14.3
3 - Neutro	11	17.5
4 - Concordo	22	34.9
5 - Concordo totalmente	15	23.8
Total	**63**	**100.0**

Fonte: *Inquérito de campo, 2024*

Os dados da Tabela 4.1.4 reflectem as respostas das mulheres afectadas sobre a perceção da prevalência da malnutrição entre as mulheres grávidas seropositivas em Tarka LGA, Estado de Benue. Um pequeno segmento da população estudada, 6 dos 63 inquiridos (9,5%), discorda totalmente da afirmação de que a malnutrição afecta uma grande proporção de mulheres grávidas seropositivas ao VIH/SIDA. Isto pode indicar a crença de que a malnutrição não é generalizada ou não é tão grave neste grupo.

Mais ainda, 9 inquiridos (14,3%) discordam da afirmação, o que sugere que podem reconhecer a subnutrição como um problema, mas que não afecta uma grande proporção da população-alvo. Evidentemente, 11 participantes (17,5%) permanecem neutros, o que pode refletir uma falta de informação conclusiva ou uma hesitação em tomar uma posição definitiva sobre a prevalência da malnutrição entre estas mulheres.

Uma parte significativa, 22 inquiridos (34,9%), concorda que a subnutrição prevalece numa grande proporção de mulheres grávidas seropositivas ao VIH/SIDA. Este consenso indica o reconhecimento da malnutrição como um problema de saúde comum e preocupante neste grupo demográfico.

Em 23,8% dos casos, 15 inquiridos (23,8%) concordam fortemente, sublinhando a natureza crítica da questão e defendendo possivelmente intervenções mais robustas para combater a malnutrição neste grupo vulnerável.

No total, 37 dos 63 inquiridos (58,7%) concordam ou concordam fortemente com a afirmação, o que revela uma preocupação substancial da comunidade com o impacto da subnutrição nas mulheres grávidas seropositivas ao VIH/SIDA. Estes dados sublinham a necessidade de um apoio nutricional abrangente e de serviços de saúde adaptados às necessidades destas mulheres para melhorar os seus resultados de saúde e os dos seus filhos por nascer. As conclusões apelam à tomada de medidas para garantir que a malnutrição não continue a afetar uma grande parte desta população já de si vulnerável.

Secção 2: Factores alimentares que contribuem para a malnutrição

Quadro 4.1.6

A fraca diversidade alimentar contribui para a subnutrição entre as mulheres grávidas seropositivas ao VIH/SIDA em Tarka LGA

Resposta	Frequência	Percentagem
1 - Discordo totalmente	6	9.5
2 - Não concordo	8	12.7
3 - Neutro	12	19.0
4 - Concordo	22	34.9
5 - Concordo totalmente	15	23.8
Total	**63**	**100.0**

Fonte: *Inquérito de campo, 2024*

As respostas da Tabela 4.1.6 fornecem informações valiosas sobre o impacto percebido da diversidade alimentar na desnutrição entre as mulheres grávidas seropositivas ao VIH/SIDA em Tarka LGA, Estado de Benue.

Um pequeno grupo, 6 dos 63 inquiridos (9,5%), discorda totalmente da ideia de que a fraca diversidade alimentar contribui significativamente para a subnutrição. Isto pode sugerir que acreditam que outros factores podem ser mais influentes na contribuição para a subnutrição entre este grupo demográfico.

Além disso, 8 inquiridos (12,7%) discordam da afirmação, o que indica que, embora reconheçam o papel da diversidade alimentar, não a consideram um fator primário da malnutrição.

Mais ainda, 12 participantes (19,0%) permaneceram neutros, o que pode refletir quer uma falta de conhecimento sobre a questão, quer a compreensão de que a malnutrição é multifacetada e não depende apenas da diversidade alimentar.

O maior segmento, 22 inquiridos (34,9%), concorda que a fraca diversidade alimentar é um fator que contribui para a malnutrição. Esta concordância realça a importância de uma dieta variada na manutenção da saúde nutricional, especialmente para populações vulneráveis como as mulheres grávidas seropositivas ao VIH/SIDA.

Mais uma vez, 15 inquiridos (23,8%) concordam plenamente, sublinhando o papel fundamental que a diversidade alimentar desempenha na prevenção da malnutrição. Esta forte concordância sugere um reconhecimento da necessidade de intervenções que promovam o acesso a uma variedade de alimentos nutritivos.

No total, 37 dos 63 inquiridos (58,7%) concordam ou concordam fortemente que uma diversidade alimentar deficiente contribui para a desnutrição, indicando uma opinião maioritária de que a diversidade alimentar é um fator-chave na saúde nutricional.

Quadro 4.1.7

O acesso limitado a alimentos nutritivos é um fator dietético significativo que contribui para a desnutrição entre as mulheres grávidas seropositivas ao VIH/SIDA em Tarka LGA

Resposta	Frequência	Percentagem
1 - Discordo totalmente	4	6.3
2 - Não concordo	6	9.5
3 - Neutro	9	14.3
4 - Concordo	28	44.4
5 - Concordo totalmente	16	25.4
Total	**63**	**100.0**

Fonte: *Inquérito de campo, 2024*

Os dados do Quadro 4.1.7 da investigação sobre o risco de subnutrição entre as mulheres grávidas seropositivas ao VIH/SIDA em Tarka LGA, no Estado de Benue, fornecem uma perspetiva clara sobre a opinião da comunidade relativamente ao acesso a alimentos nutritivos:

Um pequeno contingente, 4 dos 63 inquiridos (6,3%), discorda fortemente da afirmação de que o acesso limitado a alimentos nutritivos é um fator significativo que contribui para a malnutrição. Isto pode indicar uma crença de que outros factores podem ser mais críticos na contribuição para a malnutrição ou uma perceção de que o acesso a alimentos nutritivos não é uma questão importante para a população em questão.

Mais ainda, 6 inquiridos (9,5%) discordam, sugerindo que, embora possam reconhecer o papel do acesso aos alimentos, não o vêem como um contribuinte significativo para a malnutrição entre as mulheres grávidas seropositivas ao VIH/SIDA.

Além disso, 9 participantes (14,3%) permaneceram neutros, o que pode refletir a falta de informações definitivas para formar uma opinião forte ou a convicção de que a questão é complexa e multifatorial.

Uma maioria substancial, 28 inquiridos (44,4%), concorda que o acesso limitado a alimentos nutritivos é um fator dietético significativo. Esta concordância indica um reconhecimento dos desafios enfrentados pelas mulheres grávidas seropositivas ao VIH/SIDA na obtenção de uma dieta nutricionalmente adequada.

Além disso, 16 inquiridos (25,4%) concordam fortemente, sublinhando a natureza crítica do acesso a alimentos nutritivos na prevenção da malnutrição. Esta forte concordância sugere um consenso sobre a necessidade de intervenções para melhorar o acesso aos alimentos.

No total, 44 dos 63 inquiridos (69,8%) concordam ou concordam fortemente com a afirmação, o que revela uma preocupação prevalecente na comunidade sobre o papel do acesso aos alimentos na malnutrição.

Quadro 4.1.8

A educação sobre nutrição adequada durante a gravidez é essencial para combater a subnutrição entre as mulheres grávidas seropositivas ao VIH/SIDA em Tarka LGA.

Resposta	**Frequência**	**Percentagem**
1 - Discordo totalmente	3	4.8
2 - Não concordo	5	7.9
3 - Neutro	8	12.7
4 - Concordo	30	47.6
5 - Concordo totalmente	17	27.0
Total	**63**	**100.0**

Fonte: *Inquérito de campo, 2024*

As respostas da Tabela 4.1.8 no inquérito sobre a subnutrição entre mulheres grávidas seropositivas ao VIH/SIDA em Tarka LGA, no Estado de Benue, sublinham a posição das mulheres afectadas sobre a importância da educação relativamente a uma nutrição adequada durante a gravidez:

Um número muito reduzido de inquiridos, 3 em 63 (4,8%), discorda fortemente da ideia de que a educação sobre nutrição adequada é essencial. Isto pode sugerir a crença de que outros factores podem ser mais importantes no combate à malnutrição ou a perceção de que os actuais esforços educativos são suficientes.

Além disso, 5 inquiridos (7,9%) discordam, indicando que podem não considerar a educação nutricional como uma estratégia fundamental na luta contra a subnutrição neste grupo.

Mais ainda, 8 participantes (12,7%) permanecem neutros, reflectindo possivelmente a incerteza quanto à eficácia da educação nutricional ou a convicção de que a questão exige uma abordagem mais multifacetada.

A maioria, 30 inquiridos (47,6%), concorda que a educação sobre nutrição adequada é essencial. Esta concordância sugere um reconhecimento do papel que o conhecimento e a consciencialização desempenham na prevenção da subnutrição, especialmente em populações vulneráveis.

Uma parte significativa, 17 inquiridos (27,0%), concorda plenamente, o que realça a importância crucial das intervenções educativas para garantir que as mulheres grávidas tenham a informação necessária para manter uma dieta saudável.

No total, 47 dos 63 inquiridos (74,6%) concordam ou concordam fortemente com a afirmação, o que demonstra um forte consenso da comunidade quanto à necessidade de educação sobre nutrição adequada.

Quadro 4.1.9

A falta de sensibilização para práticas alimentares adequadas agrava a desnutrição entre as mulheres grávidas seropositivas ao VIH/SIDA em Tarka LGA

Resposta	Frequência	Percentagem
1 - Discordo totalmente	4	6.3
2 - Não concordo	6	9.5
3 - Neutro	10	15.9
4 - Concordo	29	46.0
5 - Concordo totalmente	14	22.2
Total	**63**	**100.0**

Fonte: *Inquérito de campo, 2024*

As respostas do Quadro 4.1.9 do inquérito sobre a avaliação do risco de subnutrição entre as mulheres grávidas seropositivas ao VIH/SIDA em Tarka LGA, no Estado de Benue, esclarecem a perceção do impacto da sensibilização para as práticas alimentares:

Uma minoria dos inquiridos, 4 em 63 (6,3%), discorda totalmente da afirmação de que a falta de sensibilização para práticas alimentares adequadas agrava a subnutrição. Isto pode sugerir que acreditam que outros factores podem ser mais significativos na contribuição para a subnutrição ou que os níveis de sensibilização são suficientes.

Mais ainda, 6 inquiridos (9,5%) discordam, indicando que podem não considerar a falta de sensibilização como um fator importante na prevalência da subnutrição entre o grupo-alvo.

Além disso, 10 participantes (15,9%) têm uma posição neutra, o que pode refletir quer uma falta de conhecimento sobre a questão, quer a compreensão de que a malnutrição é influenciada por uma variedade de factores, e não apenas pela consciência alimentar.

A maioria, 29 inquiridos (46,0%), concorda que a falta de sensibilização para práticas alimentares adequadas é um fator que contribui para a malnutrição. Esta concordância realça a importância da educação e da divulgação de informação no combate à malnutrição.

Mais uma vez, 14 inquiridos (22,2%) concordam plenamente, sublinhando o papel fundamental que a sensibilização e a educação desempenham no combate à malnutrição. Esta forte concordância sugere um reconhecimento da necessidade de programas educativos direccionados para melhorar as práticas alimentares.

No total, 43 dos 63 inquiridos (68,2%) concordam ou concordam fortemente que a falta de sensibilização para práticas alimentares adequadas é um fator significativo na desnutrição, indicando uma opinião maioritária de que a educação sobre práticas alimentares é vital. g Mulheres grávidas seropositivas para o VIH/SIDA em Tarka LGA, Estado de Benue, fornece uma visão convincente sobre o impacto percebido da desnutrição nos resultados de saúde:

Um número muito reduzido de inquiridos, 3 em 63 (4,8%), discorda totalmente da noção de que a malnutrição durante a gravidez tem um impacto negativo nos resultados de saúde. Isto pode sugerir a crença de que a malnutrição não é uma preocupação fundamental ou que o seu impacto não é tão significativo como o de outros factores.

Mais ainda, 5 inquiridos (7,9%) discordam, indicando que podem reconhecer a desnutrição como um problema, mas que não tem um grande impacto negativo nos resultados de saúde das mulheres grávidas seropositivas ao VIH/SIDA.

Além disso, 9 participantes (14,3%) permaneceram neutros, o que pode refletir a falta de informação conclusiva ou de uma visão equilibrada do impacto da malnutrição nos resultados de saúde. A maioria, 31 inquiridos (49,2%), concorda que a subnutrição durante a gravidez tem um impacto negativo nos resultados de saúde. Esta concordância sugere o reconhecimento da subnutrição como um problema de saúde significativo que pode afetar tanto a saúde materna como a infantil.

Além disso, 15 inquiridos (23,8%) concordam plenamente, sublinhando a natureza crítica da luta contra a subnutrição para melhorar os resultados em matéria de saúde. Esta forte concordância indica um consenso sobre a urgência de abordar a subnutrição como um fator-chave nos cuidados de saúde.

No total, 46 dos 63 inquiridos (73,0%) concordam ou concordam fortemente com a afirmação, o que revela uma preocupação prevalecente no grupo sobre o impacto negativo da subnutrição nos resultados de saúde das mulheres grávidas seropositivas ao VIH/SIDA.

Quadro 4.1.11

A malnutrição materna aumenta o risco de resultados adversos na gravidez entre as mulheres seropositivas para o VIH/SIDA em Tarka LGA

Resposta	Frequência	Percentagem
1 - Discordo totalmente	3	4.8%
2 - Não concordo	6	9.5%
3 - Neutro	8	12.7%
4 - Concordo	30	47.6%
5 - Concordo totalmente	16	25.4%
Total	**63**	**100.0%**

Fonte: *Inquérito de campo, 2024*

As respostas da tabela 4.1. reflectem a perceção das mulheres sobre a relação entre a malnutrição materna e os resultados adversos da gravidez:

Um pequeno número de inquiridos, 3 em 63 (4,8%), discorda fortemente da ideia de que a malnutrição materna aumenta o risco de resultados adversos na gravidez. Isto pode sugerir a crença de que a malnutrição não é um fator significativo nos resultados da gravidez ou que outros factores podem ser mais influentes.

Além disso, 6 inquiridos (9,5%) discordam, indicando que podem não considerar a malnutrição materna como um dos principais factores que contribuem para resultados adversos na gravidez entre mulheres seropositivas.

Mais uma vez, Neutro (12,7%): 8 participantes (12,**7%)** são neutros, o que pode refletir a falta de informação definitiva ou uma visão equilibrada do impacto da malnutrição materna nos resultados da gravidez.

A maioria, 30 inquiridos (47,6%), concorda que a malnutrição materna é um fator de risco para resultados adversos na gravidez. Esta concordância sugere um reconhecimento do papel crítico que a nutrição materna desempenha na saúde da mãe e do feto em desenvolvimento.

Uma parte significativa, 16 inquiridos (25,4%), concorda plenamente, sublinhando a importância de abordar a malnutrição materna para evitar resultados negativos durante a gravidez.

No total, 46 dos 63 inquiridos (73,0%) concordam ou concordam fortemente com a afirmação, o que revela uma preocupação prevalecente na comunidade sobre o impacto da malnutrição materna nos resultados da gravidez.

Quadro 4.1.12

A malnutrição agrava as complicações de saúde associadas ao VIH/SIDA durante a gravidez em Tarka LGA

Resposta	Frequência	Percentagem
1 - Discordo totalmente	3	4.8%
2 - Não concordo	6	9.5%
3 - Neutro	9	14.3%
4 - Concordo	30	47.6%
5 - Concordo totalmente	15	23.8%
Total	**63**	**100.0%**

Fonte: *Inquérito de campo, 2024*

A investigação sobre a avaliação do risco de desnutrição entre as mulheres grávidas seropositivas para o VIH/SIDA em Tarka LGA, no Estado de Benue, produziu respostas perspicazes sobre o impacto da desnutrição nas complicações de saúde associadas ao VIH/SIDA durante a gravidez:

Um pequeno subconjunto da população estudada, 3 dos 63 inquiridos (4,8%), discorda totalmente da afirmação de que a malnutrição agrava as complicações de saúde associadas ao VIH/SIDA durante a gravidez. Isto pode indicar a convicção de que a malnutrição não é uma preocupação fundamental ou que o seu impacto não é tão significativo como o de outros factores.

Além disso, 6 inquiridos (9,5%) discordam da afirmação, o que sugere que podem reconhecer a desnutrição como um problema, mas não como um problema que agrave significativamente as complicações de saúde das grávidas seropositivas.

Mais ainda, 9 participantes (14,3%) permaneceram neutros, o que pode refletir uma falta de informação conclusiva ou uma visão equilibrada do impacto da malnutrição nas complicações de saúde associadas ao VIH/SIDA.

A maioria, 30 inquiridos (47,6%), concorda que a malnutrição agrava as complicações de saúde associadas ao VIH/SIDA durante a gravidez. Esta concordância sugere o reconhecimento da malnutrição como um problema de saúde significativo que pode afetar a saúde materna e infantil.

Mais ainda, 15 inquiridos (23,8%) concordam fortemente, sublinhando a natureza crítica da abordagem da subnutrição para melhorar os resultados em termos de saúde. Esta forte concordância indica um consenso sobre a urgência de abordar a desnutrição como um fator-chave nos cuidados de saúde para as mulheres grávidas seropositivas ao VIH/SIDA.

No total, 45 dos 63 inquiridos (71,4%) concordam ou concordam fortemente com a afirmação, o que revela uma preocupação prevalecente na comunidade sobre o impacto negativo da malnutrição nas complicações de saúde associadas ao VIH/SIDA durante a gravidez.

Secção 4: Desafios enfrentados pelas mulheres grávidas seropositivas ao VIH/SIDA

Quadro 4.1.14

As mulheres grávidas seropositivas para o VIH/SIDA em Tarka LGA enfrentam numerosos desafios no acesso a uma nutrição adequada.

Resposta	Frequência	Percentagem
1 - Discordo totalmente	3	4.8
2 - Não concordo	5	7.9

3 - Neutro	8	12.7
4 - Concordo	32	50.8
5 - Concordo totalmente	15	23.8
Total	**63**	**100.0**

Fonte: *Inquérito de campo, 2024*

As respostas do Quadro 4.1.14 do inquérito sobre a avaliação do risco de subnutrição entre as mulheres grávidas seropositivas ao VIH/SIDA em Tarka LGA, no Estado de Benue, realçam a perspetiva da comunidade sobre os desafios enfrentados no acesso a uma nutrição adequada:

Uma pequena minoria, 3 dos 63 inquiridos (4,8%), discorda fortemente da noção de que as mulheres grávidas seropositivas ao VIH/SIDA enfrentam numerosos desafios no acesso a uma nutrição adequada. Isto pode sugerir a crença de que o acesso à nutrição não é um problema significativo para estas mulheres ou que outros factores podem ser mais prementes.

Além disso, 5 inquiridos (7,9%) discordam, indicando que podem não considerar os desafios no acesso à nutrição como generalizados ou particularmente graves para a população em questão.

Mais ainda, 8 participantes (12,7%) são neutras, o que pode refletir a falta de informação definitiva ou uma visão equilibrada dos desafios de acesso à nutrição enfrentados por estas mulheres.

A maioria, 32 inquiridos (50,8%), concorda que existem inúmeros desafios no acesso a uma nutrição adequada. Esta concordância sugere um reconhecimento das várias barreiras que as mulheres grávidas seropositivas ao VIH/SIDA encontram na obtenção da nutrição necessária para a sua saúde e para a saúde dos seus filhos por nascer.

Além disso, 15 inquiridos (23,8%) concordam fortemente, o que realça a natureza crítica da questão e possivelmente defende intervenções mais robustas para melhorar o acesso à nutrição.

No total, 47 dos 63 inquiridos (74,6%) concordam ou concordam fortemente que as mulheres grávidas seropositivas ao VIH/SIDA em Tarka LGA enfrentam numerosos desafios no acesso a uma nutrição adequada.

Quadro 4.1.15

O estigma associado ao VIH/SIDA contribui para os desafios enfrentados pelas mulheres grávidas no acesso a uma nutrição adequada em Tarka LGA

Resposta	Frequência	Percentagem
1 - Discordo totalmente	2	3.2%
2 - Não concordo	4	6.3%
3 - Neutro	7	11.1%
4 - Concordo	30	47.6%
5 - Concordo totalmente	20	31.7%
Total	63	100.0%

Fonte: *Inquérito de campo, 2024*

As respostas do Quadro 4.1.15 da investigação sobre a avaliação do risco de subnutrição entre as mulheres grávidas seropositivas ao VIH/SIDA em Tarka LGA, no Estado de Benue, esclarecem a perceção da comunidade sobre o papel do estigma no acesso à nutrição.

Um número muito pequeno, 2 dos 63 inquiridos (3,2%), discorda fortemente da ideia de que o estigma associado ao VIH/SIDA contribui para as dificuldades de acesso à nutrição. Isto pode sugerir uma crença de que o estigma não é uma barreira significativa ou que outros factores podem ser mais influentes.

Além disso, 4 inquiridos (6,3%) discordam, indicando que podem não ver o estigma como um grande obstáculo na procura de uma nutrição adequada para as mulheres grávidas seropositivas ao VIH/SIDA.

Mais uma vez, 7 participantes (11,1%) são neutros, o que pode refletir uma falta de informação definitiva ou uma visão equilibrada do impacto do estigma no acesso à nutrição.

A maioria, 30 inquiridos (47,6%), concorda que o estigma é um fator que contribui para os desafios enfrentados pelas mulheres grávidas no acesso a uma nutrição adequada. Esta concordância sugere um reconhecimento das barreiras sociais que podem agravar as dificuldades em manter uma dieta saudável.

Além disso, 20 inquiridos (31,7%) concordam fortemente, enfatizando o impacto significativo do estigma na capacidade das mulheres grávidas seropositivas para o VIH/SIDA terem acesso a uma nutrição adequada.

No total, 50 dos 63 inquiridos (79,3%) concordam ou concordam fortemente que o estigma associado ao VIH/SIDA é um fator que contribui para os desafios enfrentados pelas mulheres grávidas no acesso a uma nutrição adequada. Esta maioria significativa realça o reconhecimento pela comunidade do estigma como uma barreira real e com impacto. Os dados apelam a que se tomem medidas para enfrentar os obstáculos sociais e psicológicos que impedem estas mulheres de procurar e receber o apoio nutricional de que necessitam.

Quadro 4.1.16

Os factores socioeconómicos impedem significativamente o acesso das mulheres grávidas seropositivas ao VIH/SIDA a alimentos nutritivos em Tarka LGA.

Resposta	Frequência	Percentagem
1 - Discordo totalmente	3	4.8
2 - Não concordo	6	9.5
3 - Neutro	8	12.7
4 - Concordo	30	47.6
5 - Concordo totalmente	16	25.4
Total	63	100.0

Fonte: *Inquérito de campo, 2024*

Os dados do Quadro 4.1.16 da investigação sobre a avaliação do risco de subnutrição entre mulheres grávidas seropositivas ao VIH/SIDA em Tarka LGA, Estado de Benue, fornecem uma perspetiva clara sobre a influência dos factores socioeconómicos no acesso à nutrição:

Uma pequena minoria, 3 dos 63 inquiridos (4,8%), discorda totalmente da afirmação de que os factores socioeconómicos dificultam significativamente o acesso a alimentos nutritivos. Isto pode sugerir uma crença de que o estatuto socioeconómico não é uma barreira importante para o acesso à nutrição ou que outros factores podem ser mais prementes.

Além disso, 6 inquiridos (9,5%) discordam, indicando que podem não ver os factores socioeconómicos como um obstáculo primário no acesso a uma nutrição adequada para as grávidas seropositivas.

Mais ainda, 8 participantes (12,7%) são neutros, o que pode refletir uma falta de informação definitiva ou uma visão equilibrada do impacto dos factores socioeconómicos no acesso à nutrição.

A maioria, 30 inquiridos (47,6%), concorda que os factores socioeconómicos são um obstáculo significativo. Esta concordância sugere um reconhecimento das várias barreiras económicas e sociais que podem impedir estas mulheres de obter a nutrição necessária para a sua saúde e para a saúde dos seus filhos por nascer.

Mais uma vez, 16 inquiridos (25,4%) concordam fortemente, sublinhando a natureza crítica da questão e defendendo possivelmente intervenções mais robustas para abordar as barreiras socioeconómicas.

No total, 46 dos 63 inquiridos (73,0%) concordam ou concordam fortemente que os factores socioeconómicos dificultam significativamente o acesso a alimentos nutritivos. Esta maioria significativa sublinha o reconhecimento pela comunidade das dificuldades que estas mulheres enfrentam para manter uma dieta saudável devido a restrições económicas.

Quadro 4.1.17

A falta de sistemas de apoio agrava os desafios enfrentados pelas mulheres grávidas seropositivas em Tarka LGA.

Resposta	**Frequência**	**Percentagem**
1 - Discordo totalmente	3	4.8
2 - Não concordo	5	7.9
3 - Neutro	8	12.7
4 - Concordo	31	49.2
5 - Concordo totalmente	16	25.4
Total	**63**	**100.0**

Fonte: *Inquérito de campo, 2024*

Os dados do Quadro 4.1.17 reflectem as percepções das mulheres grávidas seropositivas para o VIH/SIDA na Área Governamental Local de Tarka, no Estado de Benue, relativamente aos sistemas de apoio de que dispõem. A investigação tinha como objetivo avaliar o risco de subnutrição entre este grupo vulnerável. Segue-se uma descrição dos resultados:

Uma pequena minoria, 3 dos 63 inquiridos (representando 4,8%), discordou fortemente da afirmação, indicando que não acreditam que a falta de sistemas de apoio seja um problema significativo para as mulheres grávidas seropositivas na sua comunidade.

Além disso, 5 inquiridos (7,9%) discordaram, o que sugere que, embora reconheçam os desafios, podem não ver os sistemas de apoio como uma falta crítica.

Mais ainda, 8 participantes (representando 12,7%) permaneceram neutros. Este grupo pode não ter a certeza ou ter sentimentos contraditórios sobre a eficácia dos sistemas de apoio existentes.

A maioria, 31 inquiridos (constituindo 49,2%), concordou com a afirmação, reconhecendo que a falta de sistemas de apoio agrava, de facto, os desafios enfrentados pelas mulheres grávidas seropositivas.

Uma parte significativa, 16 inquiridos (representando 25,4%), concordou fortemente, sublinhando uma forte crença na necessidade crítica de melhores sistemas de apoio para estas mulheres.

Em geral, as respostas indicam que uma maioria substancial dos participantes (74,6% que concordaram ou concordaram fortemente) considera a falta de sistemas de apoio como um fator importante que contribui para os desafios enfrentados pelas mulheres grávidas seropositivas em Tarka LGA

4.3 Discussão dos resultados

A discussão dos resultados é feita com o objetivo de responder às questões de investigação colocadas para o estudo:

1. Qual é a prevalência da subnutrição entre as mulheres grávidas seropositivas para o VIH/SIDA na área governamental local de Tarka?

Os resultados da tabela 4.1.4 mostram que 58,7% dos inquiridos concordam ou concordam fortemente que a subnutrição é um problema prevalecente, o que constitui uma clara maioria. Este consenso aponta para uma necessidade reconhecida de ação no seio da comunidade. Os dados sugerem uma preocupação substancial com o impacto da subnutrição nas mulheres grávidas seropositivas ao VIH/SIDA, o que pode ter implicações graves para a saúde materna e infantil.

2. Quais são os factores alimentares que contribuem para a subnutrição das mulheres grávidas seropositivas ao VIH/SIDA em Tarka LGA?

Os resultados sobre os factores alimentares que contribuem para a desnutrição entre as mulheres grávidas seropositivas ao VIH/SIDA em Tarka LGA incluem o acesso limitado a alimentos nutritivos, com uma maioria, totalizando 69,8%, uma maioria significativa, 74,6%, concorda com o papel essencial da educação, salientando a necessidade de programas educativos que forneçam orientação nutricional, sensibilização para práticas alimentares adequadas, a maioria, 68,2%, concorda que a falta de sensibilização é um fator significativo, salientando a importância de programas educativos orientados para melhorar as práticas alimentares.

3. Como é que a subnutrição afecta os resultados da saúde materna das mulheres grávidas seropositivas ao VIH/SIDA?

Em resposta a esta questão de investigação, os resultados mostraram que a maioria, 73,0%, reconhece que a malnutrição afecta negativamente os resultados de saúde, sugerindo um consenso sobre a necessidade de abordar as deficiências nutricionais. A maioria, 73,0%, concorda que a malnutrição materna aumenta o risco de resultados adversos, sublinhando a importância dos cuidados nutricionais. A maioria, 71,4%, concorda que a malnutrição agrava as complicações de saúde, salientando a natureza crítica da abordagem da malnutrição.

4. Quais são os desafios enfrentados pelas mulheres grávidas seropositivas ao VIH/SIDA no acesso a uma nutrição adequada em Tarka LGA?

Em resposta à questão de investigação acima referida, os resultados mostraram que uma maioria significativa dos inquiridos, 79,3%, reconhece que o estigma é um fator que contribui para o problema, salientando a necessidade de iniciativas de redução do estigma. A maioria, 73,0%, concorda que os factores socioeconómicos constituem barreiras significativas, o que exige programas orientados para resolver estas questões. Um pequeno número discorda fortemente da afirmação relativa à falta de sistemas de apoio.

CAPÍTULO CINCO

RESUMO, CONCLUSÕES E RECOMENDAÇÕES

5.1 Introdução

Este capítulo apresenta um resumo, uma conclusão, recomendações, limitações do estudo e sugestões para estudos futuros.

5.2 Resumo

O estudo é orientado pelas seguintes questões de investigação.

1. Qual é a prevalência da subnutrição entre as mulheres grávidas seropositivas para o VIH/SIDA na área governamental local de Tarka?

2. Quais são os factores alimentares que contribuem para a subnutrição das mulheres grávidas seropositivas ao VIH/SIDA em Tarka LGA?

3. Como é que a subnutrição afecta os resultados de saúde materna entre as mulheres grávidas seropositivas ao VIH/SIDA?

4. Quais são os desafios enfrentados pelas mulheres grávidas seropositivas ao VIH/SIDA no acesso a uma nutrição adequada em Tarka LGA?

O estudo, que tem por objetivo examinar o risco de subnutrição entre as mulheres grávidas seropositivas ao VIH/SIDA que frequentam hospitais seleccionados na área governamental local de Tarka, no Estado de Benue, chegou às seguintes conclusões

Os resultados do quadro 4.1.4 mostram que 58,7% dos inquiridos concordam ou concordam fortemente que a subnutrição é um problema prevalecente, o que constitui uma clara maioria.

Os resultados sobre os factores alimentares que contribuem para a desnutrição entre as mulheres grávidas seropositivas ao VIH/SIDA em Tarka LGA incluem o acesso limitado a alimentos nutritivos, com uma maioria, totalizando 69,8%, uma maioria significativa, 74,6%, concorda com o papel essencial da educação, salientando a necessidade de programas educativos que forneçam orientação nutricional, sensibilização para práticas alimentares adequadas, a maioria, 68,2%, concorda que a falta de sensibilização é um fator significativo, salientando a importância de programas educativos orientados para melhorar as práticas alimentares.

Em resposta a esta questão de investigação, os resultados mostraram que a maioria, 73,0%, reconhece que a malnutrição afecta negativamente os resultados de saúde, sugerindo um consenso sobre a necessidade de abordar as deficiências nutricionais. A maioria, 73,0%, concorda que a malnutrição materna aumenta o risco de resultados adversos, sublinhando a importância dos cuidados nutricionais. A maioria, 71,4%, concorda que a malnutrição agrava as complicações de saúde, salientando a natureza crítica da abordagem da malnutrição.

Em resposta à questão de investigação acima referida, os resultados mostraram que uma maioria significativa dos inquiridos, 79,3%, reconhece que o estigma é um fator que contribui para o problema, salientando a necessidade de iniciativas de redução do estigma. A maioria, 73,0%, concorda que os factores socioeconómicos constituem barreiras significativas, o que exige programas orientados para resolver estas questões. Um pequeno número discorda fortemente da afirmação relativa à falta de sistemas de apoio.

5.3 Conclusão

O estudo conclui que as mulheres grávidas seropositivas ao VIH/SIDA enfrentam desafios significativos no acesso a uma nutrição adequada devido a várias barreiras, incluindo o acesso a alimentos nutritivos, o estigma e factores socioeconómicos.

5.4 Recomendações

O estudo recomenda o seguinte:

1. Implementar programas específicos em Tarka LGA para mulheres grávidas seropositivas ao VIH/SIDA, a fim de melhorar o acesso a alimentos nutritivos e de as educar sobre hábitos alimentares adequados.

2. Abordar as barreiras socioeconómicas através de iniciativas como o apoio financeiro à alimentação, a assistência ao transporte e a formação profissional.

3. Dar prioridade à nutrição materna com Serviços Integrados de Nutrição Materna, incluindo formação para os prestadores de cuidados de saúde, programas de suplementação nutricional e grupos de apoio baseados na comunidade.

4. As recomendações incluem iniciativas de redução do estigma, abordagem dos factores socioeconómicos, reforço dos sistemas de apoio e envolvimento da comunidade.

5.5 Limitações do estudo

O estudo sobre os factores alimentares que afectam a desnutrição em mulheres grávidas seropositivas para o VIH/SIDA em Tarka LGA forneceu informações valiosas, mas tem limitações:

1. Os resultados podem não representar toda a população devido a potenciais enviesamentos de amostragem, especialmente se incluírem principalmente mulheres que acedem aos serviços de saúde.

2. Os dados recolhidos através de inquéritos ou entrevistas podem ser enviesados devido à desejabilidade social ou ao receio de julgamento.

3. Os resultados podem não se aplicar a outros contextos ou populações com contextos ou sistemas de saúde diferentes.

4. Nem todas as variáveis que influenciam a relação entre a dieta e a desnutrição podem ter sido consideradas.

ReferênciasTopo

Adewale, O., Mohammed, A., Ibrahim, S., & Bakare, T. (2023). Impacto da educação nutricional no estado nutricional das mulheres grávidas com HIV/SIDA: A Randomized Controlled Trial in Benue State, Nigeria. *Journal of Public Health Interventions, 13(2),* 245-258.

Aja, G. N., Eze, O., Iheukwumere, N., & Azua, R. (2020). Prevalência e determinantes do VIH/SIDA na área governamental local de Tarka do Estado de Benue, Nigéria. *Jornal Internacional de Ciências da Vida Aplicadas, 23*(3), 1-10.

Fawzi, W. W., Msamanga, G. I., & Spiegelman, D. (2019). Intervenções nutricionais na gravidez e lactação. *Em Nutrition in the Prevention and Treatment of Disease* (Fourth Edition) (587-602). Academic Press.

Grobler, L., Siegfried, N., Visser, M. E., Mahlungulu, S. S., Volmink, J., & Nuttall, J. (2021). Intervenções nutricionais para reduzir a morbidade e mortalidade em pessoas com HIV. Base de dados Cochrane de *revisões* sistemáticas, *2021*(9), CD004536.

Ivers, L. C., & Cullen, K. A. (2020). Insegurança alimentar: considerações especiais para as mulheres. The *American Journal of Clinical Nutrition, 111*(3), 719S-727S.

Ogundele, A. O., Adetunji, B. A., Salako, O. O., & Ogunlade, A. F. (2023). Nutritional Status and Determinants Among HIV/AIDS-Positive Pregnant Women in Rural Communities of Ogun State, Nigeria (Estado de Ogun, Nigéria). *Jornal de Investigação em Saúde Pública,* 12(4), 567-580.

Okonkwo, K. C., Onu, F. A., Umeokonkwo, C. D., & Enebe, J. T. (2021). Estado nutricional e ingestão alimentar de mulheres grávidas HIV positivas que frequentam a clínica pré-natal em um hospital terciário em Enugu, Nigéria. *Jornal de Nutrição e Metabolismo,* 2021, 1-9.

Oyebode, O., Akinrinade, J. A., & Fadupin, G. T. (2020). Prevalência e preditores de desnutrição entre mulheres grávidas com HIV / AIDS que frequentam clínicas pré-natais no estado de Ogun, Nigéria. *Nigerian Medical Journal, 61*(5), 251-256. https://doi.org/10.4103/nmj.NMJ_77_20

Rollins, N., Mahy, M., Becquet, R., Kuhn, L., Creek, T., Mofenson, L., ... & Newell, M. L. (2020). *Estimativas das probabilidades de transmissão periparto e pós-natal do VIH de mãe para filho para utilização no Spectrum e noutros modelos de base populacional. Infecções sexualmente transmissíveis, 96(Suppl 3*), 188-195.

Smith, E. R., Shankar, A. H., Wu, L. S. F., Aboud, S., Adu-Afarwuah, S., Ali, H., ... & Sudfeld, C. R. (2019). Modificadores do efeito da suplementação materna de múltiplos micronutrientes sobre natimortos, resultados de nascimento e mortalidade infantil: uma meta-análise de dados de pacientes individuais de 17 ensaios randomizados em países de baixa e média renda. *The Lancet Global Health, 7*(2), e553-e564.

ONUSIDA. (2021). Global HIV & AIDS Statistics-2021 Fact *Sheet.* Obtido em https://www.unaids.org/sites/default/files/media_asset/UNAIDS_FactSheet_en.pdf

UNICEF. (2021). *Malnutrição.* Retirado de https://www.unicef.org/nutrition/malnutrition

APÊNDICE: QUESTIONÁRIO

Instruções: Assinale o que for apropriado ou indique em que medida concorda ou discorda de cada afirmação, seleccionando a resposta adequada numa escala de 1 a 5:

1 - Discordo totalmente ( ) 2 - Discordo ( ) 3 - Neutro ( ) 4 - Concordo ( ) 5 - Concordo totalmente ( )

Secção A: Informações demográficas

1. Sexo: a. Masculino ( ) b. Feminino ( ) c. Outro ( )
2. Estado civil: a) Solteiro ( ) b) Casado ( ) c) Divorciado ( )
3. Idade: a. Menos de 18 anos ( ) b. 18-24 ( ) c. 25-34 ( )d. 35-44 ( ) e. 45-54 (0 f. 55-64 ( )
4. Ocupação: a. Estudante ( ) b. Agricultor ( ) c. Comerciante ( ) d. Professor( ) e. Enfermeiro ( )f. Outros ( )
5. a. Nível de instrução: a Ensino médio ou menos ( ) (b). Ensino superior ou formação profissional ( ) c). Bacharelato ( ) d. Pós-graduação ( )
6. Rendimento do agregado familiar: (a) Classe Baixa ( ) (b) Classe Média ( ) (c) Classe Alta ( ) (d) Classe Alta ou Afluente ( )

Secção B: Desnutrição entre mulheres grávidas seropositivas ao VIH/SIDA na área do governo local de Tarka

Tema 1: Prevalência da malnutrição

7. A prevalência da subnutrição entre as mulheres grávidas seropositivas para o VIH/SIDA em Tarka LGA é uma preocupação significativa.

1 - Discordo totalmente ( ) 2 - Discordo 3 - Neutro ( ) 4 - Concordo ( ) 5 - Concordo totalmente ( )

8. A subnutrição é um problema comum entre as mulheres grávidas seropositivas em Tarka LGA.

1 - Discordo totalmente ( ) 2 - Discordo ( ) 3 - Neutro 4 - Concordo 5 - Concordo totalmente ( )

9. A prevalência da subnutrição em Tarka LGA afecta uma grande parte das mulheres grávidas seropositivas.

1 - Discordo totalmente ( ) 2 - Discordo ( ) 3 - Neutro ( ) 4 - Concordo ( ) 5 - Concordo totalmente ( )

Tema 2: Factores alimentares que contribuem para a malnutrição

10. A fraca diversidade alimentar contribui para a subnutrição das mulheres grávidas seropositivas ao VIH/SIDA em Tarka LGA.

1 - Discordo totalmente ( ) 2 - Discordo ( ) 3 - Neutro ( ) 4 - Concordo ( ) 5 - Concordo totalmente ( )

11. O acesso limitado a alimentos nutritivos é um fator dietético significativo que contribui para a subnutrição entre as mulheres grávidas seropositivas ao VIH/SIDA em Tarka LGA.

1 - Discordo totalmente ( ) 2 - Discordo ( ) 3 - Neutro ( ) 4 - Concordo ( ) 5 - Concordo totalmente ( )

12. A educação sobre a nutrição adequada durante a gravidez é essencial para combater a subnutrição entre as mulheres grávidas seropositivas ao VIH/SIDA em Tarka LGA.

1 - Discordo totalmente ( ) 2 - Discordo ( ) 3 - Neutro ( ) 4 - Concordo ( ) 5 - Concordo totalmente ( )

13. A falta de sensibilização para práticas alimentares adequadas agrava a subnutrição das mulheres grávidas seropositivas ao VIH/SIDA em Tarka LGA.

1 - Discordo totalmente ( ) 2 - Discordo ( ) 3 - Neutro ( ) 4 - Concordo ( ) 5 - Concordo totalmente ( )

Tema 3: Efeitos da malnutrição nos resultados da saúde materna

14. A subnutrição durante a gravidez tem um impacto negativo nos resultados de saúde das mulheres grávidas seropositivas ao VIH/SIDA em Tarka LGA.

1 - Discordo totalmente ( ) 2 - Discordo ( ) 3 - Neutro ( ) 4 - Concordo ( ) 5 - Concordo totalmente ( )

15. A malnutrição materna aumenta o risco de resultados adversos na gravidez entre as mulheres seropositivas para o VIH/SIDA em Tarka LGA.

1 - Discordo totalmente ( ) 2 - Discordo ( ) 3 - Neutro ( ) 4 - Concordo ( ) 5 - Concordo totalmente ( )

16. A malnutrição agrava as complicações de saúde associadas ao VIH/SIDA durante a gravidez em Tarka LGA.

1 - Discordo totalmente ( ) 2 - Discordo ( ) 3 - Neutro ( ) 4 - Concordo ( ) 5 - Concordo totalmente

Tema 4: Desafios enfrentados pelas mulheres grávidas seropositivas ao VIH/SIDA

17. As mulheres grávidas seropositivas para o VIH/SIDA em Tarka LGA enfrentam numerosos desafios no acesso a uma nutrição adequada.

1 - Discordo totalmente ( ) 2 - Discordo ( ) 3 - Neutro ( ) 4 - Concordo ( )5 - Concordo totalmente

18. O estigma associado ao VIH/SIDA contribui para os desafios enfrentados pelas mulheres grávidas no acesso a uma nutrição adequada em Tarka LGA.

1 - Discordo totalmente ( ) 2 - Discordo ( ) 3 - Neutro ( ) 4 - Concordo ( ) 5 - Concordo totalmente ( )

19. Os factores socioeconómicos dificultam significativamente o acesso das mulheres grávidas seropositivas ao VIH/SIDA a alimentos nutritivos em Tarka LGA.

1 - Discordo totalmente ( ) 2 - Discordo ( ) 3 - Neutro ( ) 4 - Concordo ( ) 5 - Concordo totalmente

20. A falta de sistemas de apoio agrava os desafios enfrentados pelas mulheres grávidas seropositivas em Tarka LGA.

1 - Discordo totalmente ( ) 2 - Discordo ( ) 3 - Neutro ( ) 4 - Concordo ( ) 5 - Concordo totalmente ( )

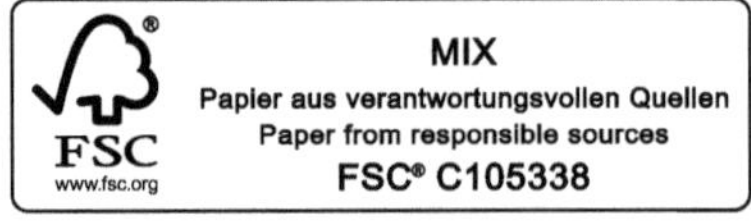

Printed by Books on Demand GmbH, Norderstedt / Germany